CDブック

参加型 両親学級 そのまま使える ツール集

シナリオ　スライド　配布資料

大阪大学 助産師同窓会
〈編著〉平山三千代 会長　高橋弘枝 副会長・研修委員長

参加型両親学級 そのまま使えるツール集

シナリオ　スライド　配布資料

刊行にあたり

　今から140年前の1876（明治9）年，日本で最初の産婆教育が，緒方洪庵の適塾を源流とする大阪大学の前身・大阪府病院で始まり，今までに約2,000名の助産師が社会に羽ばたきました。

　大阪大学助産師同窓会では，研修委員会の委員が同窓生を含めた助産師の継続教育・生涯学習を支援する研修会，研究支援などの活動を行っております。このたび，その一環としてCDブック『参加型両親学級そのまま使えるツール集』を出版する運びとなりました。

　母親学級や両親学級などの分娩準備教育は，施設ごとにオリジナルテキストやマニュアルがあると思われますが，運営に際しては個々の助産師のキャリアやスキルに左右されるため，「担当者によってやり方がまちまち」「マンネリ化している内容を再検討したい」「参加型でより分かりやすいものにするにはどうしたらよいか」「視覚教材が欲しい」などの悩みが多く聞かれます。参加者と助産師が共に楽しく参加できる参加型学級運営を目指して，シナリオ，パワーポイントスライド，配布資料をまとめました。助産師がテキストを見なくても，スライドだけで説明ができるように1枚のスライドの中に必要な内容を盛り込みました。また，両親学級だけでなく祖父母学級やハイリスク妊婦・産婦への指導にも対応できるスライドも準備しました。

　そして，運営のためのシナリオ・スライドを，そのまま使っていただくだけではなく，その時・その場の参加者のニーズに合わせて，運営担当者の思い・考えを載せて追加・編集し，温かみのある生きたシナリオ・スライドとして使用していただくことを願っています。このツール集が助産師のスキルアップにつながり，効果的な学級運営となりますよう，そして新しい命とその家族の幸せの一助となることを願ってやみません。

　加えて，オリジナリティあふれる両親学級などを実際に運営されている施設の紹介を，看護部長様をはじめ施設の皆様のご協力を得て掲載させていただきました。実際の学級運営が目に浮かぶことと思います。年始，年度末，年度初めのご多忙の時期にもかかわらずご協力をいただきましたことに心より感謝申し上げます。

　最後になりましたが，本書の発刊にあたり多大なるご尽力をいただきました日総研出版の熊本慎也氏をはじめ出版社の皆様に深く感謝申し上げます。

　2016年5月

大阪大学助産師同窓会
会長　平山三千代

CONTENTS

- ●両親学級の意義，求められていること 6
- ●参加率・満足度を向上させるためのポイント 7
- ●プレゼンテーションテクニック 8
- ●講義の進め方 9
  - 妊娠初期 9
  - 妊娠中期 16
  - 妊娠末期 23
  - 産後 31
  - 父親学級 38
  - 祖父母学級 43
  - 多胎妊娠 47
  - その他 52
- ●両親学級の活動例 54
  - 八尾市立病院 54
  - 社会福祉法人　石井記念愛染園附属愛染橋病院 55
  - 市立豊中病院 56
  - 社会福祉法人　大阪府済生会　吹田病院 57
  - 地方独立行政法人　りんくう総合医療センター 58
  - 独立行政法人労働者健康福祉機構　大阪労災病院 59
  - 独立行政法人地域医療機能推進機構（JCHO）大阪病院 60
  - 泉大津市立病院 61
  - 公立学校共済組合　近畿中央病院 62
  - 亀田マタニティ・レディースクリニック 63
- ●両親学級Q&A 助産師からの相談 64

CD-ROM収録内容一覧

1. 生活の仕方
2. 栄養
   安産で元気な赤ちゃんを産むためにママとパパができること
3. 母乳哺育
4. 赤ちゃんの発育
5. 周産期の異常
6. 分娩の進行と対処方法
7. 入院時期について
8. 育児用品
9. 育児技術（沐浴・おむつ交換）
10. 赤ちゃんの環境
11. 赤ちゃんの異常と受診の目安
12. 父親教室
13. 祖父母学級
14. 多胎妊娠
15. 妊娠糖尿病
16. 妊娠高血圧症候群
17. 帝王切開

> それぞれPower PointとPDFデータを収録しています。
> 使用用途に合わせてお使いください。

両親学級の意義，求められていること

　両親学級の目的は，妊婦とパートナーが妊娠・出産に対する不安を軽減し，安全で安楽な出産，いわゆる「いいお産」ができるようにサポートすることです。しかし，助産師が考える「いいお産」と妊婦とパートナーが考える「いいお産」が同じであるとは限りません。

　助産師が考える「いいお産」が「安全を第一に，安楽を大切にする出産」であるのに対し，妊婦とパートナーは，助産師が考える「いいお産」は当たり前と考えており，その上で，「痛くないお産」「夫がそばに付き添ってくれるお産」「時間が短いお産」「すぐに母乳を飲ませることができるお産」など，さまざまな希望を抱いています。

　こうした多様なニーズがある中で，妊婦とパートナーが考えているお産に対する思いや希望する「いいお産」について，助産師が出産前に知ることはとても大切です。そして，希望どおりにできること・できないことを明確に伝えましょう。これが妊婦やパートナーの満足，そして個人の達成感につながります。健康教育でいうニーズアセスメント[※1]が重要だということです。

　ここで大切なことは，妊婦やパートナーが望む「いいお産」を勝手に決めつけないことです。出産準備期間中の妊婦とパートナーに対して，「あなたが考える『いいお産』『理想のお産』について教えてください」と問いかけることをお勧めします。さらに，両親教室に参加してもらうことで妊婦とパートナーとのコミュニケーションを豊かにし，親性を育み，協力的な子育ての土台を作りましょう。

※1　ニーズアセスメント：個人個人を取り巻く人的・物的環境を向上させ，適切な支援を行うために必要な情報を収集・分析することを言う。

参加率・満足度を向上させるためのポイント

　両親学級への参加は強制ではありません。ですから，妊婦とパートナー，家族が「参加してみよう！」「参加して良かった」という気持ちになってもらうことが大切です。多くの妊婦とパートナーにとって，両親学級に参加するきっかけは，「元気な赤ちゃんが生まれてほしい」「初めてで分からない」という思いからです。

　近年，講義形式での教室だけではなく，妊婦やパートナーの参加のきっかけを強め，参加して良かったという満足感が得られるように受講者が何らかの形で参加する形式のものが増えてきました。

　妊婦とパートナーには「お産により元気な赤ちゃんを迎える」という目標があります。目標とする「お産」に向かうための行動として，トランスセオレティモデル[※2]の4つの要素「変容ステージ」「自己効力感」「意思決定バランス」「変容プロセス」に当てはめ，目標と具体的行動を考えていきましょう。

※2　トランスセオレティモデル（行動変容段階モデル）：禁煙指導のために開発されたモデルである。「変容ステージ」では，行動変容の準備性から5つに分類し，初めは「行動を起こすつもりはなく起こしてもいない」状態から，順に「「起こすつもり」へと変化する。行動変容の段階が進むと，「自己効力感」が高まる。さらに，行動の「意思決定」では，行動を起こすことのメリットがあると判断すると行動を起こしていく。

プレゼンテーションテクニック

　知識を伝えるには講義形式が効果的ですが，育児技術を伝達したり受講者の主体性を高めたりするには，演習やグループワークで受講者が参加する形式の方が効果的です。講義の内容によって，効果的に伝えられる形式を選ぶことが大切です。「プレゼンテーション」の語源は「プレゼント」です。贈る相手のことを考えて，相手に伝えるという核心を大切にして伝えていきましょう。

　そのために，講義の計画を立てる時は，伝えたい内容に関して妊婦とパートナーがどこまで知っているかを知り，好奇心や興味が持てるような伝え方を工夫することが大切です。講義の内容を明確にする講義計画（授業案）を作成した上でプレゼンテーションを実施しましょう。

　講義計画を立てる際は，時間配分，学習目標（学習者が主語），講義内容，資料，講義媒体について考えておきます。また，学級に参加する妊婦や父親，祖父母は専門家ではありませんので，できるだけ具体的な表現を用いて説明しましょう。

〈講義の組み立て〉
　講義は，導入，本論，まとめの3部構成とします。
導入：1）アイス・ブレイキング（自己紹介などで緊張をほぐす）
　　　2）講義の目的
　　　3）講義のタイムスケジュール
本編：シンプルに述べる。
まとめ：講義における重要事項をまとめる。質疑応答や成果を確認する場合もある。

参考文献
1）日本健康教育士養成機構編著：宮坂忠夫：新しい健康教育，P.36～37，保健同人社，2012.

講義の進め方

妊娠初期

● **テーマ**

妊娠期間中を快適に過ごす方法を身につけよう。

● **具体的目標**

※主語は学級に参加する妊婦さんです。できるだけ具体的に表現します。
・妊娠期間中を快適に過ごす方法を具体的に述べることができる。
・妊婦健康診査の必要性と受診すべき異常のサインを関係づけることができる。
・胎児に対する愛着を促すために胎児をイメージすることができる。
・妊娠中の栄養と体重コントロールの重要性を具体的に述べることができる。

導入

ファシリテーターの自己紹介

参加者が共通点を見いだし，緊張を緩和し，良好な人間関係が構築できるように自己紹介をしましょう。

例）自分の出身地や育った環境，身体に関すること（身長，体重，血液型など），自分の強み（助産師・看護師歴としての経歴など），自分の人柄（自己，他者評価も含めて），自分の欠点（「意外だな！」と思わせる内容）

本日の目標と進め方の説明

学習意欲を高めるため，パワーポイントか配布物で必ず具体的目標を提示します。

諸注意の説明

トイレ，体調不良，のどが渇いたなどの場合には，遠慮なく声をかけるよう説明すると共に，トイレの場所なども併せて説明します。参加者が中心の学級であることを強調しましょう。

参加者の自己紹介

参加者同士の信頼関係を構築するために,参加者にも自己紹介をしてもらいましょう。参加者の名札を用意するのも効果的です。名札には氏名だけでなく,出産予定日,家族構成,主治医の氏名などを記入するとよいでしょう。

参加者の自己紹介

例)

決められた時間の中で2人1組になって自己紹介をし,その後,学級全体で行う自己紹介の中で相手の紹介をする。

自己紹介を活性化させる呼びかけ

例)

「妊娠が分かった時の気持ちをお聞かせください」

妊娠中の生活の仕方

グループワーク

ねらい:参加者同士がコミュニケーションをとることができる。これからの妊娠生活をイメージできる。

テーマ:これからおなかが大きくなることで出てくる生活の困り事への対応

方法:

①グループ分け:5〜6人のグループを作り,リーダーを決めてもらいます(7人以上にはならないようにする)。

②グループ内で自己紹介をしてもらいます。

③参加者全員に質問に対するコメントを付箋紙に書いてもらいます(1人5枚以上)。[5分程度]

④書いた付箋紙をすべて模造紙上に出してもらいます。

⑤リーダーが付箋紙に書かれた内容を紹介し,話し合いながら同じもの同士をグルーピングしてもらいます。

⑥グルーピングができたら,まとまりごとにテーマを付けてもらいます(「重いものをとる時に困ること」など)。[15分]

⑦1つのグループを選び,模造紙にグルーピングされた内容を

[準備するもの]
付箋紙,模造紙,筆記用具

紹介します。[10分]

他のグループには，同じような内容のまとまりであれば，他に追加できるものがないかを質問していきながら意識的に参加を促します。

- **留意事項**：グループワークのねらいは，参加者同士のコミュニケーションです。時間内にできなくても，できているところまででよいことを伝え，それぞれのグループが達成感を持てるように誘導しましょう。

参加型講義

- **ねらい**：切迫早産にならないような生活の工夫ができ，おなかが少しずつ大きくなることで出てくるマイナートラブルにうまく対処できるようにします。また，楽しい妊娠生活を送るための知識も習得します。
- **方法**：グループワークで出た内容を取り入れながら，スライドを用いて説明します。どのようにしたら妊娠期間中を快適に過ごすことができるのかをポイントを重点的に説明しましょう。[30分]

[スライドNo.]
生活の仕方
1～37

実践

- **ねらい**：同じ姿勢で講義を聞くのは疲れるものです。途中で妊婦体操を入れることで，リフレッシュしながら話を聞くことができます。また，隣同士の妊婦が楽しく実践でき，より一層コミュニケーションがとれることをねらいとします。
- **方法**：時間に余裕があれば，マットを準備します。妊婦体操は，実際にスライドを使って説明しながら，妊婦にも実施してもらいましょう。すべての体操を実施する時間がない場合は，主なものを説明します。体操の方法だけでなく，この体操によって得られる効果や，日常生活の中で簡単に取り入れる工夫なども紹介しましょう。
- **留意事項**：おなかが張る妊婦は無理にしなくてよいことを伝えます。また，日常生活の中で妊婦体操をわざわざ取り上げてするのではなく，日々の生活活動の中で実施できるように説明しましょう。お隣同士でできているか確認するように促すと会話が弾み，楽しく実践できます。

[準備するもの]
マット

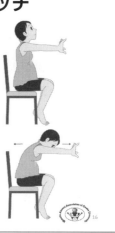

スライドNo.16

妊娠中の異常と受診の目安

参加型講義

　妊娠中の生活の仕方を理解したところで，現在何が心配で，何に気をつけて生活しているかを尋ねます。できれば参加者に1人ずつ発言してもらうとよいでしょう。「不安なのは私だけじゃないんだ」ということが分かって安心できるかもしれませんね。妊娠と分娩を健康に乗り切るために，さまざまな努力をしている妊婦をねぎらってから，妊婦健康診査を受ける必要性と受診時期を説明します。その後，妊娠期の異常について説明しますが，話が続くと集中力が切れてしまいます。自分のこととして考えてもらうためにも，途中でBMIの計算をしてもらうとよいでしょう。

　続いて，異常についての説明をします。産後の異常については，産後の学級で説明してもよいでしょう。

　最後に，「どんなに小さなことでも，いつでも助産師に相談してください」と伝えます。

［スライドNo.］
周産期の異常
1〜25

赤ちゃんの発育

参加型講義

　初めに，胎児は40週間の間に急速に成長していることを説明します。その後，参加者一人ひとりに胎児のイメージを聞き，妊婦の週数に応じた胎児の発育状況や発育の特徴を説明しま

［スライドNo.］
赤ちゃんの発育
1〜11

しょう。進行しやすいように，だいたい同じ週数の妊婦が集まるように座席を決めておきます。

体験

週数に応じた胎児の人形に触ってもらい，大きさを実感してもらいます。

[準備するもの]
胎児の人形

妊娠中の栄養

ねらい：スリム体形志向によるBMI18.5未満のやせの割合が妊娠可能な若い女性に増加しています。ダイエットはマスメディアによる偏った情報で行われ，菓子類の過剰摂取や欠食によって，必要な栄養を十分摂取できていないと考えられます。また，勤労女性の増加，市販惣菜や安価なファストフードなどの中食・外食が普及し，妊婦の母親世代ほど料理に時間も手間もかけない若い女性が増えてきました。このような現状では，両親学級で栄養の知識を得ても自宅で再現できないことも懸念されます。本テーマの前に「赤ちゃんの発育」で，栄養管理の動機づけを行いました。確立されたライフスタイルを大きく変えずに，妊婦自身が胎児の健康や安全安楽な分娩に向かって，セルフケアできることを指導のねらいとします。

目標：体重増加量は栄養状態の評価項目の一つですが，厳格に指導するエビデンスは必ずしも十分ではありません。推奨される体重増加量にとらわれすぎることなく，妊娠経過と妊婦のライフスタイルに合わせて，夫や家族の協力を得ながら，バランスの良い栄養の理解や食生活の改善点および料理法の工夫すべき点の理解を目標とします。

[スライドのカスタマイズ例]
栄養
順番に1, 15, 16, 17, 18, 19, 20, 4, 5, 6, 7, 8, 9, 10, 11, 12, 13,（必要時21, 22）23
3, 10は印刷にも適しています。

参加型講義

導入として，妊娠によって食事回数や食事内容などを意図的に変更したことがないか尋ねてみましょう。「お菓子をやめた」「偏食だったが，嫌いな食品も食べるようにしている」などの声を拾い，栄養管理の目的を考えられるように誘導します。

妊娠初期の**スライドNo.15～18**は「○○○？」という発問形式になっていますので，参加者に質問し，その反応を確認し

ながらアニメーションを操作して回答を解説します。**スライドNo.19**は，あらかじめ準備した母子手帳サイズの覚書に，目標体重を記載してもらってもよいでしょう。**スライドNo.20**で夫にも協力を求め，栄養指導の概論へと入っていきます。

両親学級の栄養指導の回数や対象の理解度に応じて，概論の**スライドNo.4～13**を一度で行うか，分割して行うか，繰り返すかを考えてみてください。**スライドNo.4～13**は，ポイントであるバランスの良い栄養摂取を妊娠末期まで，具体的にイメージできることです。

参加者につわりの有無を尋ね，つわりがある場合は，**スライドNo.21，22**を説明しましょう。**スライドNo.23**では，夫にも協力を求めてみましょう。

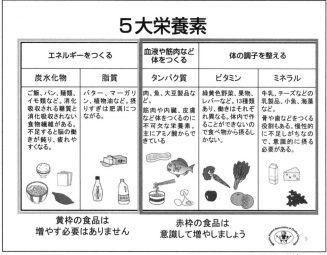

スライドNo.4

スライドNo.5

グループワーク

参加者による活発な意見交換ができそうな場合は，**スライドNo.13**の説明後にグループワークを行います。

準備：4人1組程度のグループを編成し，夫も同席します。

ポイント：

①家族に合わせるために，食事時間が不規則になっていないか。不規則な食事時間を改善するためにできることはないか。

②偏食を避け，バランス良く摂取するための各家庭での料理法の工夫について。

③つわりで食欲がない時や食べ過ぎてしまう時などの対処法について。

など，テーマを選び10分程度のディスカッションを促します。助産師はグループを巡り，意見に耳を傾けます。時にコメントをしながら，各家庭のアイデア料理や工夫があれば全体で共有します。

まとめ

参加者の質問や感想

参加者の質問や感想を受け付けましょう。

本日の目標の再掲示

目標達成度を参加者に再認識してもらいます。

まとめ

コーディネーターが本日の流れと学びを簡潔にまとめ，発表します。

評価

今後の両親学級改善のため，あらかじめ作成しておいたアンケートを配布します。

妊娠中期

● **テーマ**
　出産準備を整えよう。

● **具体的目標**
・母乳栄養の利点と欠点を理解し，母乳哺育をイメージすることができる。
・妊娠中の栄養について再認識でき，自身のマイナートラブルに対処する栄養管理をイメージできる。
・育児用品の準備を生活スタイルに合わせて考えることができる。
・育児技術（沐浴，おむつ交換）について理解し，技術を習得する。

ファシリテーターの自己紹介

　参加者が共通点を見いだし，緊張を緩和し，良好な人間関係が構築できるように自己紹介をしましょう。
　例）自分の出身地や育った環境，身体に関すること（身長，体重，血液型など），自分の強み（助産師・看護師歴としての経歴など），自分の人柄（自己，他者評価も含めて），自分の欠点（「意外だな！」と思わせる内容）

本日の目標と進め方の説明

　学習意欲を高めるため，パワーポイントか配布物で必ず具体的目標を提示します。

諸注意の説明

　トイレ，体調不良，のどが渇いたなどの場合には，遠慮なく声をかけるよう説明すると共に，トイレの場所なども併せて説明します。参加者が中心の学級であることを強調しましょう。

参加者の自己紹介

参加者同士の信頼関係を構築するために，参加者にも自己紹介をしてもらいましょう。参加者の名札を用意するのも効果的です。名札には氏名だけでなく，出産予定日，家族構成，主治医の氏名などを記入するとよいでしょう。

参加者の自己紹介
例）
決められた時間の中で2人1組になって自己紹介をし，その後，学級全体で行う自己紹介の中で相手の紹介をする。

自己紹介を活性化させる呼びかけ
例）
「胎動を感じた時のお気持ちをお聞かせください」
「おなかの赤ちゃんに向かってメッセージをどうぞ」

母乳哺育

グループワーク

テーマ：「母乳の良いところ，気になるところ」

以下の利点・欠点以外に「外出時に手軽に授乳することができない」などの意見が出ることが考えられます。外出時の授乳は，①授乳場所を確認してから出かける，②美容院で使用する服カバーを授乳時に使うなど，外出先での授乳方法の工夫を考えましょう。

[スライドNo.]
母乳哺育
1～3，9～11

参加型講義

その後，グループで出た意見を整理し，「母乳の利点・欠点・授乳のための工夫」を参加者で共通理解します。

①母乳栄養の利点・欠点を説明します。多くの利点があり，ビタミンK不足はビタミンKの投与により補っていることを伝え，利点を強調します。

②母乳哺育がイメージできるように，授乳回数を説明します。

③乳頭トラブルの対応や母乳哺育がスムーズに行えるように，妊娠中の乳頭の手入れについて説明します。乳頭を刺激する

と，生理的に子宮収縮が生じますので，切迫早産や腹部緊満感が生理的範囲（一般的に，妊娠子宮は痛みを伴わない子宮収縮を10回/1日以下の頻度で生じると言われている）を超える場合は，正期産の時期（分娩に至ってもよい時期）から開始してもよいことを説明します。

体験型講義

陥没乳頭の場合，希望する妊婦にはニップルフォーマーの装着を体験してもらいましょう。

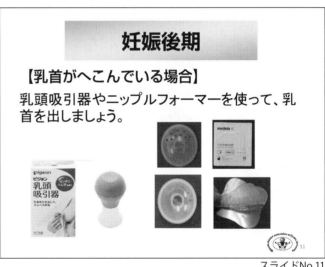

スライドNo.11

妊娠中の栄養

ねらい：安定期は，食欲が亢進し，体重コントロールが難しくなる時期です。初期の両親学級で得た栄養の知識を復習し，自身の食生活を振り返ると共に，胎児と自身の安全・安楽な分娩のために，改めて栄養バランスと体重コントロールについて考えます。

目標：安定期に入り体重コントロールが難しい妊娠中期に，参加者が妊娠中の栄養について再認識し，自身のマイナートラブルに対処する栄養管理について理解します。

参加型講義

①初期で使用したスライドを再度用いて，妊娠中の栄養の知識を想起させます。**スライドNo.4**を提示して，どのような栄養が必要で，付加の必要のない栄養はどのようなものがあったかを参加者に尋ね，解説します。

[スライドのカスタマイズ例]
栄養4，5，8，15，25～31，33～36

②**スライドNo.5**を提示し，黄枠の食品を多く摂取していないか食生活を振り返ってもらいます。

③**スライドNo.8**を提示し，妊娠中期では非妊時に主菜1品，副菜1品，果実1品を1日のどこかに追加するだけでよいことを説明し，食べすぎていないかを尋ね，望ましい食品例を説明します。

④栄養摂取と体重コントロールを頑張らなくてはならない根拠を，**スライドNo.15**で再度説明します。

⑤中期に見られるマイナートラブルをいくつか説明し，参加者に下肢浮腫が出現していないかを尋ねます。生理的機序を**スライドNo.25**で説明し，**スライドNo.26，27**で対処法を説明します。過剰な塩分摂取や体重増加も浮腫を助長するので，その対処も含めて**スライドNo.28**で説明します。

⑥食物繊維が不足すると便秘になり，切迫早産の可能性も生じます。便通コントロールが大切であることを説明し，**スライドNo.29**で食物繊維の多い食品の具体例を紹介します。

⑦コンビニ食やファストフードを利用している参加者には，何が問題になるかを尋ね，**スライドNo.30**で問題を明らかにし，**スライドNo.31**でファストフードにどの程度カロリーや塩分が含まれているかを確認します。コンビニ食を利用する時はパッケージの表示を確認するようにと対策も説明します。

⑧参加者によっては，すでに鉄欠乏性貧血や体重コントロール不良が生じているかもしれません。**スライドNo.33〜36**で早めに説明してもよいでしょう。

育児用品の準備

参加型講義

育児用品の準備は，スライドを配布資料にして配るだけでもよいでしょう。参加型講義にする場合は，経産婦がいれば経験談を話してもらうと，参加者の関心も高まります。また，個々の生活スタイルに合わせて準備すればよいことを伝えましょう。

［スライドNo.］
育児用品1〜10

育児技術（沐浴・おむつ交換など）

体験型講義

▶沐浴

［スライドNo.］
育児技術2～7

① 1カ月健康診査まではベビーバスを使用しますが，その後は自宅の浴槽でもよいことを説明します。

② **スライド3**を示しながら，自宅で沐浴を実施する場所を参加者に質問します。

※学級の開催が冬季の場合は，ベビーの着替える場所の室温も考慮して沐浴する場所を考える機会をつくりましょう。

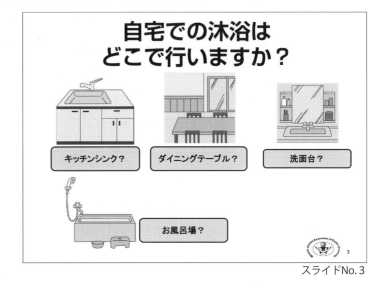

スライドNo.3

③ 沐浴に必要なものを提示し，説明します。ベビー石けんや沐浴剤についても説明しましょう。特に沐浴剤のみでの沐浴ではなく，石けんでしっかりと洗う必要があることを説明します。

④ 沐浴後の衣服の準備について説明します。スライドにあるように着替えをセットしておくと，着せやすいことを説明します。季節によって衣服の枚数や素材が変わることも説明し，実際に衣服をセットしてもらいます。

⑤ 沐浴の手順を説明します。ただし，あまり手順にとらわれず，頭→足→お尻の順に，石けんでしっかり洗えばよいことを説明し，緊張を和らげるような声かけをしましょう。

例）「自分がお風呂に入った時は，どんな順番で洗いますか？」

▶おむつ交換

［スライドNo.］
育児技術8〜13

　沐浴人形やベビーの人形と紙おむつ，布おむつとおむつカバーを用意し，参加者にペアまたは，夫婦で実際におむつ交換を行ってもらいます。

①おむつの種類

　布おむつと紙おむつの利点を説明しながら，体験してもらいます。

紙おむつ：テープ式の物を使用し，体重に応じておむつのサイズを選ぶことを説明します。紙おむつは，持ち歩きでき，すぐに捨てられる点は便利ですが，コストがかかることを説明します。

布おむつ：布おむつとおむつカバーをセットで使用し，布おむつだけを交換します。おむつカバーは，汚れていなければそのまま使用することを説明します。紙おむつに比べて，やや漏れやすいという欠点はありますが，布おむつは洗濯をして繰り返し使用できて，コストを抑えられることを説明します。布おむつの処理の仕方についても説明しましょう。

②おむつ交換の実際

　紙おむつを準備し，人形で実施してもらいます。

　特に，紙おむつのギャザーをしっかり開き，テープを留めた時に，指が2本入るスペースを空けておくことなどポイントを説明します。

③おむつ交換時の注意点

　人形を用いて，足を上に引っ張り上げないことを伝えます。

紙おむつの交換

①紙おむつを広げて，ギャザーの部分をしっかり広げましょう。

②両手を添えて，両サイドのテープを左右均等な場所に留めてください。

③赤ちゃんの腹式呼吸を妨げないように、指2本が入るくらいのゆとりを持たせてください。

④③の後、腹部全体を圧迫していないことを確認してください。

スライドNo.10

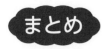

参加者の質問や感想

参加者の質問や感想を受け付けましょう。

本日の目標の再掲示

目標達成度を参加者に再認識してもらいます。

まとめ

コーディネーターが本日の流れと学びを簡潔にまとめ,発表します。

評価

今後の両親学級改善のため,あらかじめ作成しておいたアンケートを配布します。

妊娠末期

●テーマ

分娩の経過を理解し，自分らしく安全で快適な分娩経過を過ごす工夫を身につけよう。

●具体的目標

・正常な分娩の経過を知り，イメージできる。
・産痛緩和の方法を習得する。
・分娩期の過ごし方を具体的に説明できる。
・分娩に向けて自宅での心身の準備について具体的に述べることができる。
・妊婦が，「産徴」「陣痛発来」「破水」の分娩開始徴候といった正常とは異なる症状を理解できる。

父親を巻き込むポイント：夫の立ち会い分娩を選択する方も多いですね。しかし，実際に夫は，分娩第１期の陣痛で苦しむ妻を身近で見て，何をしてあげたらよいのか，また，妻のつらい状況がいつまで続くのかなど，知識不足による不安や戸惑うものです。出産は，妊婦や産婦だけでなく，夫の存在がとても大切であることを参加してる夫婦に伝え，夫は，おなかの子の「父親になる」という意識を高めるよう，語りかけてください。

ポイントは，①自己紹介，②講義，③産痛緩和などの実践により，夫も分娩に関する知識を身につけ，分娩第１期や第２期の過ごし方，産痛緩和など具体的な方法を夫にも実践してもらうことです。

導入

ファシリテーターの自己紹介

参加者が共通点を見いだし，緊張を緩和し，良好な人間関係が構築できるように自己紹介をしましょう。

例）自分の出身地や育った環境，身体に関すること（身長，体重，血液型など），自分の強み（助産師・看護師歴としての経歴など），自分の人柄（自己，他者評価も含めて），自分の欠点（「意外だな！」と思わせる内容）

本日の目標と進め方の説明

　学習意欲を高めるため，パワーポイントか配布物で必ず具体的目標を提示します。

諸注意の説明

　トイレ，体調不良，のどが渇いたなどの場合には，遠慮なく声をかけるよう説明すると共に，トイレの場所なども併せて説明します。参加者が中心の学級であることを強調しましょう。

参加者の自己紹介

　参加者同士の信頼関係を構築するために，参加者にも自己紹介をしてもらいましょう。参加者の名札を用意するのも効果的です。名札には氏名だけでなく，出産予定日，家族構成，主治医の氏名などを記入するとよいでしょう。

参加者の自己紹介
例）
　決められた時間の中で2人1組になって自己紹介をし，その後，学級全体で行う自己紹介の中で相手の紹介をする。

自己紹介を活性化させる呼びかけ
例）
「出産予定日を紹介し合いましょう」
「どんな出産をしたいとお考えですか？」
「出産に向けて頑張っていることはありますか？」
「赤ちゃんの名前はもう決まっていますか？　ぜひ教えてください」

分娩準備

> 参加型講義

①スライドNo.3, 4を配布し，参加者に質問についてチェックしてもらいます。

［配布物］
分娩の進行と対処方法3, 4

> ### 分娩に向けての準備
> ### 入院の準備
>
> ☐ 入院に必要なものはそろっていますか？
>
> ☐ 病院までのアクセスは確保できていますか？
> 　　＊利用するタクシー会社の営業時間や連絡先を控えておきましょう。
>
> ☐ 入院に必要な書類はそろっていますか？
> 　　＊母子手帳も忘れずに準備しておきましょう。
>
> ☐ リラックス法や呼吸法の練習をしていますか？

スライドNo.3

> ☐ 入院中のご主人の生活について、話し合っていますか？
>
> ☐ バースプランは書きましたか？
>
> ☐ 産後、お手伝いをしてくださる方はいらっしゃいますか？
>
> ☐ 入院や出産、産後について助産師・看護師に確認したいことはありますか？

スライドNo.4

②チェックを付け終わったら，次の内容について，参加者に質問しながら，説明しましょう。

入院に必要なもの：施設が用意しており，持参不要なものもあります。施設で必要な荷物を提示しながら，参加者が理解していることを確認しましょう。

入院時の来院方法：タクシーを利用する場合は，事前に営業時間を確認し，連絡先をひかえておくように説明します。また，一般的には救急車は使用しないことも伝えましょう（地域や季節によって，救急車が使用できる場合もあります。

入院中の家事：夫と相談しておくことを伝えます。退院後すぐは，まだ完全に身体が回復していません。多くの家事は大変負担になることや育児で心身も疲れていること，夫の協力が不可欠であることを説明します。事前に手伝ってもらいたい項目を具体的にしておくと，夫も自発的に動いてくれることを説明します。

退院後の生活：支援してくれる人を探しておくことを説明します。

最後に，助産師・看護師に確認したいことがないか参加者全体に確認します。質問に答えた後は，「もし個人的にお聞きになりたいことや確認したいことがあれば，クラスが終わってからでも気軽に声をかけてください」と説明し，相談窓口があることを伝えておきましょう。

分娩の進行と分娩期の過ごし方

参加型講義

▶**分娩の進行**

分娩開始から児娩出までの一連の流れを提示します。

分娩時間：分娩第1期が最も長く，この時期の過ごし方が分娩第2期にも影響することを説明します。

時間に伴う陣痛の変化：陣痛発作時間と陣痛間歇の時間は，経過と共に変化することを伝えます。その際，痛みをどのように緩和しながら過ごしているかなど実例を挙げて説明すると，参加者はイメージしやすくなります。その後，出産は一人でするのではなく，助産師・看護師が一緒にいることを説明します。また，夫も大切な出産サポーターであることを伝えましょう。

分娩第1期の過ごし方：この時期の過ごし方は最も大切です。リラックスしながら，体力を蓄えて過ごすことがポイントであることを説明しましょう。

例）「これから具体的な方法を説明し，実際に練習してもらいます。簡単な方法ですが，陣痛がきたら，緊張してうまくできないこともありますので，今日学んだ方法を出産までの間，自宅で練習することをお勧めします」

参加・体験型講義

▶**分娩期の過ごし方**

リラックスの方法：**スライド**を提示し，参加者に普段のリラッ

[スライドNo.]
分娩の進行と対処方法 5

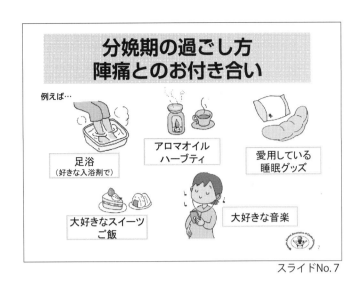

スライドNo.7

クスする方法を質問します。この時，ファシリテーターのリラクゼーション方法などを伝えて，参加者が話しやすい雰囲気をつくるのもお勧めです。参加者からいくつか方法が出てきたら，施設でのリラクゼーションの方法などを具体的に説明します。

例）分娩時にはアロマオイルを焚くなど

産痛の緩和：**スライド**を示し，マッサージの位置やツボの圧迫の位置を説明します。その後，2人1組になって実際に体験してもらいます。

例）「では，実際にマッサージの位置やツボの圧迫を実際に体験しましょう。ご主人と出席されている方は，ご主人に実施してもらってください。お一人で参加されている方はお隣の方とペアになって，お互いのツボやマッサージを押してみてください」

ファシリテーターは，教室内を巡回し，手技を確認してください。一通り実施したら，体験した感想など聞いてみるのもよいでしょう。

呼吸法：施設で取り入れている呼吸法を説明し，一緒に実施してもらいます。自宅でも練習するよう伝えましょう。

分娩第1期

スライドNo.13を配布し，出産に対してプラスのイメージを高めるようにフィードバックし，出産を自分でつくっていくという妊婦・産婦としての心の準備を促します。

［スライドNo.］
分娩の進行と対処方法6〜10

［配布物］
分娩の進行と対処方法13

例)「分娩第1期の過ごし方を考えてみましょう。配布した用紙に①私のリラックス法，②エネルギー確保で簡単に食べられるものを具体的に記載してください。書き終わったら，皆さんに発表していただきます」

「○○さんの案は，良い出産になりそうですね」

分娩第2期

「分娩第2期は，児が誕生する時です。夫が立ち会いを行ったり周囲にサポートしてもらいながら過ごします。陣痛は短期間で強く長い陣痛になり，とても体力が必要となります。呼吸法やリラクゼーションが重要です」と説明します。

立ち会いができない施設は，分娩第2期に夫に待ってもらう場所や出産した赤ちゃんとの面会について説明してください。

分娩第3期

赤ちゃんが娩出した後は胎盤が娩出し，その後，2時間分娩台で過ごすことを説明します。母子早期接触を行っている施設であれば，接触時期や方法（カンガルーケアなど）について説明しましょう。分娩室への家族の面会などが可能であれば，その流れも説明します。

参加者は，分娩開始から児出産後までの流れを知ること，具体的な方法を体験学習することで「私の出産」をイメージすることができ，心身共に主体的に出産に取り組むことができます。

[スライドNo.]
分娩の進行と対処方法12〜14

入院時期について 正期産

参加型講義

スライドNo.2で正期産の時期が近づいてきたことを意識してもらいます。「赤ちゃんの物はどんな物を準備しましたか？」「お産に向けて，頑張っていることはなんですか？」など，どのような準備をしているか質問してみましょう。グループの数によりますが，グループごとに発言してもらうとよいでしょう。その後，**スライドNo.3**で理解してもらいたいことを提示します。

[スライドNo.]
入院時期について1〜3

分娩が近づいてきたサイン

グループワーク

①5～6人グループになってもらいます。初産婦と経産婦が偏らないようにしましょう。

②症状を記したカードを各グループで選択してもらいます。発言が少ないグループやポツンとしている人がいないか気を配りながらグループを見て回り，時にはファシリテーター役を務めます。

③カードを選択し終わったら，発表する（前方のホワイトボードあるいは模造紙に貼り付けるなど）グループを募りましょう。**スライドNo.4**と絡めながら各々の症状について触れ，**スライドNo.5**で，いつお産が始まってもいいよう準備を促します。

[準備するもの]
カード，ホワイトボード，模造紙など

[スライドNo.]
入院時期について
4，5

分娩開始徴候（産徴／陣痛／破水）

参加型講義・グループワーク

「では，お産の始まりはいつでしょうか？」と投げかけ，分娩開始の徴候について説明します。前項の「分娩の進行」を踏まえて，分娩所要時間や経過の個人差，初産と経産の別などにも触れ，「入院時期はどのタイミングでしょうか？」について話し合ってもらい，いくつかのグループに発表してもらいます。

経産婦がグループ内にいる場合は，経験を語ってもらえるようにするのもよいでしょう。

[スライドNo.]
入院時期について
6～9

入院時期／注意してほしい症状
病院への連絡内容／分娩時に必要なもの

参加型講義

ここでは，入院時期かどうか，異常な症状かどうか，判断に迷う時は助産師に相談できると思ってもらうことがポイントです。

「病院への連絡内容」については，各施設のフローに準じます。スタッフの誰もが同じ対応ができるように，対応フローを整備しておきましょう。

[スライドNo.]
入院時期について
10～14

まとめと質疑応答

簡単なまとめを行い，質問を受け付けます。

陣痛や分娩に対する不安や疑問はどんどん表出してもらいましょう。1人が質問すると，次々と質問が出てくることも多いものです。また，参加者は他者の質問に対する答えにも関心を持って耳を傾けてくれます。参加者とのやりとりを楽しみながら，ファシリテーターも分娩入院時に再会できること，赤ちゃんに会えることを心待ちにしていることを伝えましょう。会の終了後や後日新たな疑問がわいても，いつでも質問に応じることを保証して締めくくります。

[スライドNo.]
入院時期について
15，16

まとめ

参加者の質問や感想

参加者の質問や感想を受け付けましょう。

本日の目標の再掲示

目標達成度を参加者に再認識してもらいます。

まとめ

コーディネーターが本日の流れと学びを簡潔にまとめ，発表します。

評価

今後の両親学級改善のため，あらかじめ作成しておいたアンケートを配布します。

産後

● テーマ

産後のお母さんの身体の回復に必要な知識の習得と,これからの育児に必要な技術を身につけよう。

● 具体的目標

・褥婦自身の身体状況(全身の回復と母乳分泌)に応じた栄養摂取の必要性と方法が述べられる。
・母乳哺育の必要性について理解し,適切な授乳ができる。
・乳房・乳頭トラブルのメカニズムを理解し,乳房・乳頭トラブルを予防できる。
・新生児をイメージし,特徴を理解できる。
・産後の母親の異常と受診の目安を理解できる。
・産後の赤ちゃんに必要な生活環境を理解できる。
・産後の赤ちゃんの異常と受診の目安を理解できる。

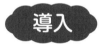

ファシリテーターの自己紹介

参加者が共通点を見いだし,緊張を緩和し,良好な人間関係が構築できるように自己紹介をしましょう。

例)自分の出身地や育った環境,身体に関すること(身長,体重,血液型など),自分の強み(助産師・看護師歴としての経歴など),自分の人柄(自己,他者評価も含めて),自分の欠点(「意外だな!」と思わせる内容)

本日の目標と進め方の説明

学習意欲を高めるため,パワーポイントか配布物で必ず具体的目標を提示します。

諸注意の説明

トイレ,体調不良,のどが渇いたなどの場合には,遠慮なく声をかけるよう説明すると共に,トイレの場所なども併せて説

明します。参加者が中心の学級であることを強調しましょう。

参加者の自己紹介

参加者同士の信頼関係を構築するために，参加者にも自己紹介をしてもらいましょう。参加者の名札を用意するのも効果的です。名札には氏名だけでなく，出産予定日，家族構成，主治医の氏名などを記入するとよいでしょう。

参加者の自己紹介

例）

決められた時間の中で2人1組になって自己紹介をし，その後，学級全体で行う自己紹介の中で相手の紹介をする。

自己紹介を活性化させる呼びかけ

例）

「これからの赤ちゃんとの生活をどのようにイメージしていますか？　お聞かせください」

本編

生活

 参加型講義

参加者に自分の体の変化に気づいてもらうことから始めます。

方法

①「皆さんの子宮はどのくらい下がってきていますか？」と尋ね，実際におなかを触ってもらいます。

②スライドを用いて産後の子宮復古や悪露の変化，日常生活の仕方や産褥体操について説明しましょう。産後は，赤ちゃんのことに意識がいきがちですが，お母さんの体もホルモンの変化などで不安定な状況であることを説明します。退院後も，できるだけ家族にサポートしてもらい，無理をしないように伝えます。

産後1カ月は上手に睡眠のリズムをとるようにし，休息を取り入れるような工夫を紹介しましょう。例えば，産後の入浴は1カ月健診以後です。それまでシャワー浴となりますが，

［スライドNo.］
生活の仕方
38～54

冬場は風呂場も暖房を入れ，浴槽のふちに腰掛けて足浴をすると全身が温まり，血行が良くなることも工夫として説明しましょう。

③産褥体操は産後の日数と創部の状態を考えて徐々に行うことを説明します。特に，産後に尿失禁を起こす褥婦も多いことから，キーゲル体操をこまめに実施することを勧めましょう。

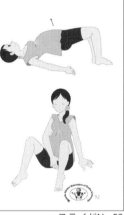

スライドNo.52

栄養

参加型講義

産後の栄養は，褥婦個々の退行性変化と進行性変化の評価によって摂取すべきものが異なります。

方法

①初めに，分娩後の栄養管理と体重コントロールの目的が妊娠中のそれと少し異なることを**スライドNo.38**で説明します。

②授乳する場合に付加する栄養について**スライドNo.39，40，41**で説明します。1カ月以降で母乳の分泌量が減少したり人工乳で育てたりする場合は，非妊時体重に戻すために，栄養摂取は非妊時まで戻すことを説明します。

③妊娠中の栄養管理や体重コントロールに対する努力をねぎらい，その方法に問題がなければそれを強化します。

④貧血があれば**スライドNo.33～35**を，浮腫があれば**スライドNo.25～28**を，便秘があれば**スライドNo.29**を，産後の援助者がいない場合には手抜き食として**スライドNo.30**を，褥婦の身体状況や母乳の分泌状況から，褥婦と共に栄養に関する

［スライドNo.］
栄養38～42
褥婦の身体的状況に応じて25～36を追加

新しい目標を定め，具体的方法を探していきます。
⑤母乳栄養に関しては，褥婦の実母や義母，祖母の経験談やインターネット情報に強制されたり惑わされたりすることがあります。母乳栄養で悩んでいることがないかを尋ね，母乳栄養にまつわる迷信が多数存在することを**スライドNo.42**で説明し，不安を軽減します。

母乳哺育

[スライドNo.]
母乳哺育2～20

参加型講義

母乳の利点・欠点について，授乳回数，母乳不足の見分け方，母乳分泌に良い食事について説明します。

赤ちゃんの抱き方を説明した後，母乳分泌のメカニズムや乳房の形から見た授乳時の抱き方を説明しましょう。

体験型講義

自分の赤ちゃんで抱き方を体験してもらいます。正しい抱き方，授乳枕の活用方法を具体的に説明しましょう。

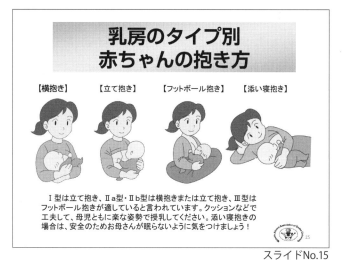

スライドNo.15

参加型講義

乳房・乳頭のトラブルについて説明します。予防方法は，しっかりと説明しましょう。

新生児

参加型講義

　初産婦は新生児のイメージがありませんので，初めに新生児の特徴を説明します。新生児の特徴は，スライドの内容の順番で説明しましょう。

　特に，新生児の体温は環境の温度に左右されやすいこと，哺乳後に排気をさせないと嘔吐の原因になることなど，家庭での育児で注意すべきことについては，強調して説明します。

体験型講義

　妊婦に新生児人形を抱いてもらい，大きさや重さを実感してもらいます。大泉門の位置の確認や臍の状態なども人形で触れてもらいましょう。

[スライドNo.]
赤ちゃんの発育
12，13

[準備するもの]
新生児人形

異常と受診

参加型講義

①まず，受診する必要がある症状について説明します。
②産後に多く見られるマタニティーブルーズや産後うつ病，乳腺炎の症状を説明します。
③最後に，いつでも助産師に電話で相談してほしいことを伝えましょう。

[スライドNo.]
周産期の異常
19〜25

育児

参加型講義

▶赤ちゃんの環境

　赤ちゃんにとって，日々生活する場所が快適で安全であることが大切です。

①**部屋の明るさ**：赤ちゃんは，生後2〜3週間は3時間ごとに授乳が必要ですが，昼の覚醒時間が少しずつ長くなってきます。そのため，昼と夜の時間の間隔を赤ちゃんに伝えることも大切です。昼は自然の光が入る風通しの良い環境を，夜は就寝時に電気を消して夜の環境を整えるように説明します。

②**部屋の温度・湿度**：夏と冬，それぞれの適切な温度と湿度を提示します。部屋の中でも床から天井の間は，温度差がある

[スライドNo.]
赤ちゃんの環境
2

ことを理解してもらいましょう。「退院後，赤ちゃんが一日過ごす場所はお部屋のどのあたりですか？」と質問し，具体的に考えてもらうとよいでしょう。

③**布団**：赤ちゃんを寝かす布団は，事故防止のため柔らかいものは避けることを説明します。ベッドであれば，転落予防についても説明しましょう。

［スライドNo.］
赤ちゃんの環境
3，4

④**暖房器具（冬季）**：ホットカーペットや湯たんぽによる暖房は，低温熱傷や脱水など危険が潜んでいることを説明します。

⑤**地震に向けての対策**：一般的な地震に向けての対策を再度確認し，家具を固定するよう促します。特に，赤ちゃんが寝る場所やベビーベッドの設置場所は，たんすなどの家具が倒れてこないところにすることを説明し，自宅の家具の配置を考えてもらいましょう。

▶**異常と受診の目安**

あまり多くのことを伝えるのではなく，不安なことがあればいつでも相談してほしいことを伝えましょう。

緊急時の連絡先を知っていれば，退院後も安心です。

産科医療補償制度については，ここで説明するかどうかは施設で決めてよいと思います。

［スライドNo.］
赤ちゃんの異常と
受診の目安
1～8

急な病気で困ったら

♯8000（小児救急電話相談事業）

休日や夜間で、子どもの急な症状にどうすればよいか分からない時、電話で相談することができます。小児科医、看護師から症状に応じた適切な対応の仕方や受診する病院などのアドバイスが受けられます。**受診の際は、母子健康手帳を忘れずに！**

スライドNo.5

まとめ

参加者の質問や感想
参加者の質問や感想を受け付けましょう。

本日の目標の再掲示
目標達成度を参加者に再認識してもらいます。

まとめ
コーディネーターが本日の流れと学びを簡潔にまとめ，発表します。

評価
今後の両親学級改善のため，あらかじめ作成しておいたアンケートを配布します。

父親学級

● **テーマ**

父親が周産期におけるパートナーのさまざまな経験を理解し，父親としての役割を考えよう。

● **具体的目標**

・今後の生活の仕方を夫婦で具体的に話し合って考えることができるように，父親がパートナーの経験を理解する。

・父親が赤ちゃんの生理や適切な環境を理解し，育児技術を習得する。

・父親が産後の生活に向けて妊娠期から備えるため，産後の生活を具体的にイメージできるようにする。

父親を巻き込むポイント：最近は，家事や育児に積極的な男性も増えており，両親学級に参加するお父さんも大勢います。一方で，両親学級への参加を立ち会い出産の条件にしている施設もあり，しぶしぶ参加しているお父さんがいるかもしれません。参加する動機や理由が何であろうと，お父さんたちを全員巻き込んでしまうポイントは，①自己紹介，②クイズ形式，③実際にやってみることの3つです。

せっかくお父さんが参加しているのですから，精一杯お父さんに注目しましょう。

導入

ファシリテーターの自己紹介

まず，ファシリテーターの自己紹介をして，和やかな雰囲気をつくりましょう。堅苦しくない自己紹介が望ましいと思いますが，「夫婦でいいお産をしてほしい」「夫婦で協力して楽しく育児をしてほしい」という思いが伝えられるとよいでしょう。

例）自分の出身地や育った環境，身体に関すること（身長，体重，血液型など），自分の強み（助産師・看護師歴としての経歴など），自分の人柄（自己，他者評価も含めて），自分の欠点（「意外だな！」と思わせる内容）

諸注意の説明

トイレ，体調不良，のどが渇いたなどの場合には，遠慮なく

声をかけるように説明すると共に，トイレの場所なども併せて説明しておきましょう。参加者が中心の学級であることを強調しましょう。

参加者の自己紹介

[スライドNo.] 2

お父さんとお母さんの両方に名前と分娩予定日，そして「今，出産や産後に向けて頑張っていること」を話してもらいましょう。

グループ内での自己紹介ではなく，参加者全員への自己紹介が効果的です。なぜなら，全員が自分に注目していますから，ちゃんとやらざるを得ません。グループで自己紹介を行うと，もごもごと発言しがちですが，大勢の人から注目されていると，多くのお父さんは，照れながらもしっかりと「今，自分が頑張っていること」や「どんな気持ちでいるか」など，素直に話してくれます。

この自己紹介によって，カップルは，パートナーの気持ちを改めて知ることができ，うれしくなることもあるでしょう。そして，他のカップルに聞いてもらうことで「頑張っている私たち」という一体感が生まれます。

本日の目標と進め方の説明

[スライドNo.] 3

学習意欲を高めるため，パワーポイントか配布物で必ず目標を提示します。

本日のスケジュール

- パートナーが経験していること（妊婦体験）
- パパにできること（家事クイズ）
- 育児について
- たばこの害
- 出産後のセックスと避妊
- お金のこと
- 働くママのための制度
- 母性健康管理指導事項連絡カードの活用
- 育児休業制度

スライドNo.3

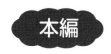

パートナーが経験していること

体験型講義

パートナーがどのような経験をしているかについて，概要を説明したら，早速妊婦体験ジャケットなどを着用して，風呂掃除や布団の上げ下げ，階段の昇降などを体験してもらいます。

参加者同士が話すきっかけになりますし，次に続く講義の動機づけにもなります。

［スライドNo.］
4～6
［準備するもの］
妊婦体験ジャケット

参加型講義

妊娠中にパートナーが経験することをスライドに沿って講義形式で進めます。

［スライドNo.］
5～10

①**スライドNo.10**を説明し終わったら，参加者に感想を聞いてみましょう。お母さんには「どうですか，間違っていませんか？」，お父さんには「気がついていましたか！?」と笑顔で問いかけるといいですね。

②産後にパートナーが経験することを講義形式で進めます。初めて親になる人にとっては未知の世界です。「どんなイメージを持たれていましたか？」や経験者には「前回の産後はどんな感じでしたか？」と聞いてみましょう。

初めての人には経験者の情報がとても役立ちます。

［スライドNo.］
11～15

スライドNo.9

パパにできること（家事クイズ）

[スライドNo.]
16〜29

> クイズ

参加者に考えてもらい，答え合わせをしながら説明しましょう。ただし，このクイズは正解することが目的ではありません。夫婦で準備をしていくことが大切であることを理解してもらいましょう。

育児について理解しよう

[スライドNo.]
30，31

必要に応じて，他のスライドを用いて説明します。

一般に，男性は褒められることが大好きです（だと思います）。注目されることも多分大好きです（人によるとは思いますが）。沐浴やおむつ交換などの育児技術，産痛緩和のマッサージなど，身体を動かす内容を盛り込むとよいでしょう。隣でお母さんや助産師が見守っていると，お父さんのテンションはグッと上がります。

たばこの害／出産後のセックスと避妊
お金のこと／働くママのための制度
母性健康管理指導連絡カードの活用
育児休業制度

> 参加型講義

[スライドNo.]
32〜37

このパートは，さらりと進めます。働くお母さんのための制度や母性健康管理指導連絡カードの活用，育児休業制度の知識をお父さんに伝えることは，社会の認知度を高めることにもつながります。職場の同僚（女性・男性ともに）の利用状況について尋ねたりして，お父さんに自分の職場環境を考える機会にしてもらうとよいでしょう。

大切なのは，お父さんは決してお母さんのサポーターではないということです。お父さんもまた，親になる準備をしているのだということを伝え，夫婦お幸せというメッセージを伝えて締めくくりましょう。

まとめ

参加者の質問や感想

　　参加者の質問や感想を受け付けましょう。ここで何か発言してもらえたら，参加型両親学級がうまくいった証拠です。個人の問題でも，みんなの前で質問することは，他の参加者の役に立つことが多いことを伝えて積極的な発言を促しましょう。個別で相談したい参加者には，終了後に対応できることを伝えておくことも必要です。

本日の目標の再掲示

　　目標達成度を参加者に再認識してもらいます。

まとめ

　　コーディネーターが本日の流れと学びを簡潔にまとめて発表します。参加型の学級だからこそ，参加者とコミュニケーションがとれ，ファシリテーター自身が学ぶことや気づくこともあり，楽しく有意義な時間だったことを伝え，感謝の気持ちで終えましょう。

評価

　　今後の父親学級の改善のため，あらかじめ作成しておいたアンケートを配布します。

［スライドNo.］
38

祖父母学級

● テーマ

孫育てを楽しみながら行う方法を身につけよう。

● 具体的目標

・子育ての「常識」の変化が分かる。
・孫育ての役割を説明できる。
・孫育ての具体的な役割をいくつか挙げられる。
・孫育てにおける問題点をいくつか挙げられる。
・孫育てにおける問題点の解決方法が分かる。

導入

ファシリテーターの自己紹介

　参加者が共通点を見いだし，緊張を緩和し，良好な人間関係が構築できるように自己紹介をしましょう。

　例）自分の出身地や育った環境，身体に関すること（身長，体重，血液型など），自分の強み（助産師・看護師歴としての経歴など），自分の人柄（自己，他者評価も含めて），自分の欠点（「意外だな！」と思わせる内容）

本日の目標と進め方の説明

[スライドNo.] 2

　学習意欲を高めるため，パワーポイントか配布物で必ず具体的目標を提示します。

諸注意の説明

　トイレ，体調不良，のどが渇いたなどの場合には，遠慮なく声をかけるよう説明すると共に，トイレの場所なども併せて説明します。参加者が中心の学級であることを強調しましょう。

参加者の自己紹介

　参加者同士の信頼関係を構築するために，参加者にも自己紹

介をしてもらいましょう。参加者の名札を用意するのも効果的です。名札には氏名だけでなく，出産予定日，家族構成，主治医の氏名などを記入するとよいでしょう。

参加者の自己紹介

例）

決められた時間の中で2人1組になって自己紹介をし，その後，学級全体で行う自己紹介の中で相手の紹介をする。

自己紹介を活性化させる呼びかけ

例）

「この学級に参加されたきっかけや動機を教えてください」
「ご自分の出産や育児のエピソードをお聞かせください」
「現在，娘さん，お嫁さんに実際にどのようなことをサポートしていらっしゃいますか？」

本編

育児の今と昔

子育ての常識が変化することやその変化によって祖父母世代と親世代でいざこざが起こる可能性があること，実際にそのような問題を抱え祖父母世代や親世代がいることを理解してもらいましょう。

[スライドNo.]
3, 4

[準備するもの]
付箋紙

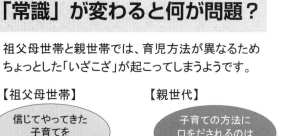

①「今と昔では子育ての常識が変わっている点があります。知っている，思いつく今と昔では変わってしまった子育ての項目をできるだけたくさん付箋に書いてみてください」と呼びかけ，あらかじめ準備していた付箋紙にできるだけたくさん書いてもらいましょう。

②**スライドNo.5，6**を使用して，子育ての常識が変わっている点を説明していきます。説明した内容以上のことを付箋紙に書いている祖父母には発表を促し，内容を板書して参加者たちが共有できるようにしましょう。地域ならではの内容をスライドに加えていくのもよいでしょう。

[スライドNo.] 5，6

孫育てにおける祖父母の役割
参加型講義

子育ての主役は親世代であり，祖父母はフォロー役になることを説明してください。この時に大切なのは，祖父母が行ってきたことを否定しないことです。祖父母の思いや価値観を尊重しましょう。そして，祖父母ほど子育ての強い味方はいないことを理解してもらいます。

[スライドNo.] 7，8

孫育ての問題点
参加型講義

孫育ては，楽しくやりがいのあることばかりではありません。体力と気力が必要なこと，孫育てで問題となるのは，親世代がこのことに気づかないためです。祖父母が頑張りすぎて疲弊してしまわないように，祖父母世代，親世代のコミュニケーションの大切さを説明しましょう。

[スライドNo.] 9

孫育ての具体的な役割
グループワーク

数人のグループになってもらい，決められた時間で役割について話し合ってもらいます。

例）「孫育ての具体的な役割についてお隣の方と話して，後ほど発表してください」

[スライドNo.] 10

役割について「正解」はないので，できるだけ多くの項目を列挙し，参加者で共有できるようにしましょう。

まとめ

[スライドNo.]11

孫育てが楽しいものとなるようにとのメッセージを参加者に伝えます。
例）「ぜひ孫育てを楽しんでください」

🗨 まとめ

参加者の質問や感想
参加者の質問や感想を受け付けましょう。

本日の目標の再掲示

[スライドNo.]2

目標達成度を参加者に再認識してもらいます。ここでは，「本日の目標と進め方の説明」の際に掲示したスライドを再度用いて，この学級に参加した意義を再確認してもらいましょう。

まとめ
コーディネーターが本日の流れと学びを簡潔にまとめ，発表します。

評価
今後の祖父母学級改善のために，あらかじめ作成しておいたアンケートを配布します。

多胎妊娠

● **テーマ**

不安なく多胎での妊娠生活を送る方法を身につけよう。

● **具体的目標**

・多胎の妊娠中のトラブルが分かる。
・多胎の出産方法が分かる。
・育児サポートの準備の必要性が分かる。
・育児用品の準備の工夫が分かる。
・多胎の仲間づくりができる。

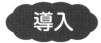

ファシリテーターの自己紹介

　　参加者が共通点を見いだし，緊張を緩和し，良好な人間関係が構築できるように自己紹介をしましょう。

　例）自分の出身地や育った環境，身体に関すること（身長，体重，血液型など），自分の強み（助産師・看護師歴としての経歴など），自分の人柄（自己，他者評価も含めて），自分の欠点（「意外だな！」と思わせる内容）

本日の目標と進め方の説明

　　学習意欲を高めるため，パワーポイントか配布物で必ず具体的目標を提示します。

諸注意の説明

　　トイレ，体調不良，のどが渇いたなどの場合には，遠慮なく声をかけるよう説明すると共に，トイレの場所なども併せて説明します。参加者が中心の学級であることを強調しましょう。

参加者の自己紹介

　参加者同士の信頼関係を構築するために，参加者にも自己紹介をしてもらいましょう。参加者の名札を用意するのも効果的です。名札には氏名だけでなく，出産予定日，家族構成，主治医の氏名などを記入するとよいでしょう。

参加者の自己紹介
例）
　決められた時間の中で2人1組になって自己紹介をし，その後，学級全体で行う自己紹介の中で相手の紹介をする。

自己紹介を活性化させる呼びかけ
例）
「双子を妊娠したと分かった時の気持ちを聞かせてください」
「双子の妊娠ならではのうれしい，楽しい気持ちを教えてください」

多胎

[スライドNo.]
2～8

　参加型講義

　次の項目についてスライドを用いて説明します。トラブルのことばかり説明して，不安をあおらないように気をつけてください。併せて対処法も説明し，精神的なサポートを行うよう心がけましょう。
・出産する施設
・妊娠中に起こりやすいトラブル
・早産の予防
・妊婦健康診査の必要性と入院管理の可能性
・就労産婦の産前産後休暇について

多胎の分娩様式

ワーク

　分娩の方法について思いつくことを書き出してもらいます。あらかじめ準備しておいた付箋紙にできるだけたくさん書いてもらいましょう。参加者で思いを共有し，同じ思いを抱いている仲間づくりができるようかかわっていきます。

　帝王切開についての説明を加えてもよいでしょう。

[準備するもの]
付箋紙

[スライドNo.]
9，10

多胎妊娠のお産の方法は？

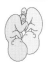 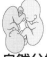 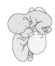

自然分娩　　自然分娩　　帝王切開　　帝王切開
　　　　　または
　　　　　帝王切開

自然分娩ができるかどうかは，施設によります。主治医の先生とよく話し合い，**お母さんと赤ちゃんにとって一番良いお産の方法を選びましょう。**
　通常のお産をしていても，お母さんと赤ちゃんの状態によっては急に帝王切開になることもあります。

スライドNo.9

育児について

グループワーク

　多胎の育児は，パートナーや祖父母，社会資源などのサポートを必要とします。授乳やぐずり泣きなどについては，スライドを用いて具体的に説明し，どのようなサポートを誰にしてもらうか考えられるように促しましょう。事前にサポートを調整しておくことが必要であることを理解してもらうことが大切です。

例）「育児を手伝ってもらえる人，内容を隣の人と話してみてください」「育児用品の準備をどのように進めていく予定ですか」

　多胎の育児をしている母親などに参加してもらい，体験談を話してもらうことも効果的です。

　参加者の質問や感想を受け付けましょう。

　目標達成度を参加者に再認識してもらいます。ここでは，「本日の目標と進め方の説明」の際に掲示したスライドを再度用いて，この学級に参加した意義を再確認してもらいましょう。

[スライドNo.]
11〜14

コーディネーターが本日の流れと学びを簡潔にまとめて発表しましょう。

　今後の両親学級の改善のため，あらかじめ作成しておいたアンケートを配布します。

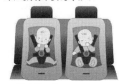
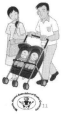

スライドNo.11

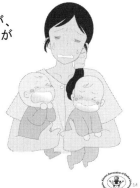

スライドNo.14

まとめ

参加者の質問や感想
参加者の質問や感想を受け付けましょう。

本日の目標の再掲示
目標達成度を参加者に再認識してもらいます。ここでは,「本日の目標と進め方の説明」の際に掲示したスライドを再度用いて,この学級に参加した意義を再確認してもらいましょう。

まとめ
コーディネーターが本日の流れと学びを簡潔にまとめ,発表します。

評価
今後の両親学級の改善のために,あらかじめ作成しておいたアンケートを配布します。

その他

　本項目は，集団指導ではなく個別指導が適しています。各スライドを用いて指導しましょう。スライドではなく，必要な事柄だけをA4用紙程度にまとめて配布するのもよい方法です。

【帝王切開】

　帝王切開は，自然分娩ではないというマイナスのイメージを抱く方も少なくありません。帝王切開が決して珍しい分娩様式ではなくなってきていること（**スライドNo.2**），帝王切開も立派なお産であること（**スライドNo.3**）を強調してください。

　帝王切開に関する不安を取り除くために，帝王切開についての流れを説明します（**スライドNo.4～14**）。施設によって，手術前の検査項目や手術前日の準備，手術の流れが異なります。施設の手術室や家族待合室の風景などの写真を挿入すると，より具体的に妊婦がイメージしやすくなります。また，痛みについては対処法があることを説明し，不安をあおらないように注意してください。授乳も抱き方を工夫すれば，帰室時から授乳ができることを説明しましょう（**スライドNo.10**）。

　そして，帝王切開のバースプランを作っておくように提案しましょう（**スライドNo.16**）。施設によってできること・できないことがあると思いますので，自施設の状況に応じてスライドをアレンジして使用してください。

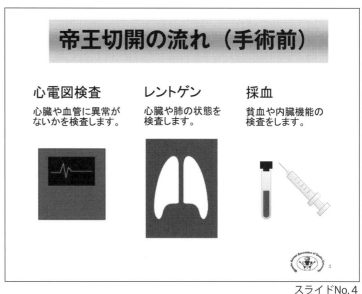

スライドNo.4

【妊娠高血圧症候群】

　合併症を指摘された妊婦は，赤ちゃんへの影響を心配したり自分を責めたりしてしまいがちです。妊婦が抱いている感情を傾聴してください。スライドでは，一般的な妊娠高血圧症候群しか説明していません。（**スライドNo.5**）にある予防法を説明すると共に，異常の早期発見，セルフケアにつながるように指導しましょう。

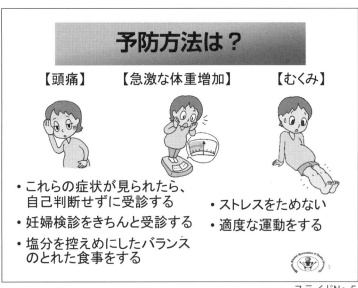

スライドNo.5

【妊娠糖尿病】

　妊娠糖尿病の機序と妊娠分娩に与える影響を簡単に説明し（**スライドNo.2, 3**），その治療方法を説明します。また，妊娠糖尿病の一般的な検査方法については，**スライドNo.4～7**を用いて説明してください。妊娠糖尿病の検査をイメージしやすくなるように，妊婦健康診査時に説明するのがよいでしょう。

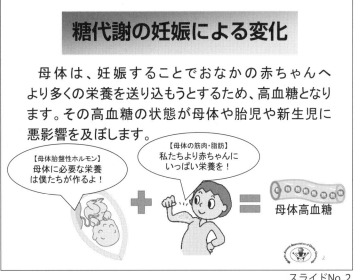

スライドNo.2

両親学級の活動例

地域周産期母子医療センターに認定されたOGCS※加盟病院
八尾市立病院

※OGCS：産婦人科診療相互援助システム

●分娩準備教育

母親教室（前期，後期，ラマーズの3回実施）
初産婦のマザークラス参加率は90％台

●運営方法の一例

- **前期**：医師・栄養士・助産師が講義します。
- **後期**：助産師が入院の時期・方法，入院準備について講義を行った後，栄養士がミルクや母乳について講義します。分娩のDVD視聴も行います。
- **ラマーズ**：呼吸法，リラックス法，妊婦体操の説明と実際

> ＊病棟助産師，医師，栄養士が作成したテキスト「こうのとり」をすべての講義で使用しています。写真や絵を多く取り入れたテキストです。
> ＊完全予約制とはせず，当日参加も可能です。キャンセルも連絡不要です。

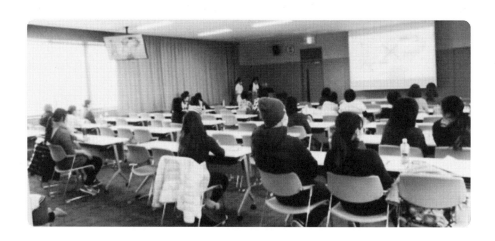

【施設概要】
所在地：大阪府八尾市
総病床数：380床　産科病棟：5階西病棟，産科婦人科混合病棟
産科病床数：39床　分娩件数：750件前後/年

「母と子の病院」として親しまれている地域密着型の病院
社会福祉法人石井記念愛染園附属 愛染橋病院

●分娩準備教育
参加は任意で，希望者は多い

●運営方法の一例

- ファミリークラスママ＆ベビー編

  〈対象〉妊娠24～30週の妊婦と家族

  〈内容〉赤ちゃん用品のイラストと名称を書いた買い物カードを用意します。グループに分かれ，絶対に必要な用品を選び，発表してもらいます。それに対し，担当者が季節に応じた内容で，必要数や準備時の注意点を説明します。

- ファミリークラス分娩編

  〈対象〉妊娠32～36週の妊婦とその家族

  〈内容〉リラックス法や補助動作の実習と陣痛に対するイメージ・バースプランについてグループワークを行います。

- ファミリークラスふたご編

  〈対象〉妊娠24週以降の多胎妊婦と夫

  〈内容〉妊婦とその家族のが自己紹介後に交流し，医師，先輩ママや家族からの話を聞き，質疑応答を行います。

- 母乳教室

  〈対象〉妊婦と家族

  〈内容〉母乳の特徴，授乳と薬，乳頭の手入れ，飲ませ方と抱き方
  産褥1日目，2日目以降の生活をロールプレイすることでイメージできるようにします。また，よくある質問に答え，家族に協力の必要性を伝えています。

＊最新の情報を提供できるように委員会で内容の検討を行っています。
＊仲間づくりの機会となるよう工夫しています。

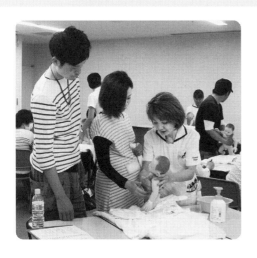

【施設概要】
所在地：大阪府大阪市
総病床数：263床
産科病棟：総合周産期母子医療センター
産科病床数：6階病棟33床，MFICU 9床
分娩件数：約1,500件/年

「温かなこころとケアで信頼される看護」を提供

市立豊中病院

●分娩準備教育

ほのぼのママ教室（初期「快適　ママライフ」，中期「母乳で育てよう！」，後期「いよいよお産です！」3回実施）

●運営方法の一例

- 中期：母乳のイメージについて，数人のグループで話し合った後，母乳の利点を含めた母乳育児について助産師が説明します。
- 後期：陣痛開始・破水時の対処についてグループワークを行います。「お風呂に入る」「ご飯を食べる」「病院に電話する」などとを書いたボードを用意し，ボードの並び替え，話し合いを行った後，発表していただきます。

＊グループワーク時，助産師がファシリテーター役として参加しています。
＊仲間づくりの場を提供するために，グループワークを取り入れています。また，名札を作成し，自己紹介時に使用しています。
＊ベビーモデルを使用した授乳シミュレーション（育児技術練習）を行っています。

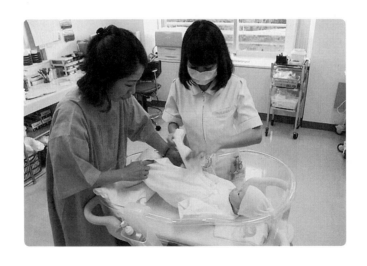

【施設概要】
所在地：大阪府豊中市
総病床数：613床　　産科病棟：3階南病棟
産科病床数：32床　　分娩件数：約800件/年

「やすらぎの医療」を基に"地域No.1"の病院を目指して
社会福祉法人大阪府済生会 吹田病院

●分娩準備教育
プライマリーが個別で産前教育を実施

●運営方法の一例

- はじめましてクラス
  〈対象〉妊娠27週までの妊婦
  〈内容〉妊婦の経過（医師，助産師），妊娠中の栄養（栄養士）について，グループワークを行い妊婦たちの交流を図ります。

- わくわくおっぱいクラス
  〈対象〉妊娠28週以降の妊婦
  〈内容〉人形を使って，赤ちゃんの抱き方，授乳の方法を皆で体験します。

- もうすぐクラス
  〈対象〉妊娠28週以降の妊婦
  〈内容〉スタッフがリアルパンツをはいて，分娩の様子の寸劇を行います。

- パパママクラス
  〈対象〉妊娠30週以降の妊婦と夫またはパートナー
  〈内容〉母になるグループと父になるグループに分かれ，やってほしい内容や手伝いたいことなどを書き出し，全体発表後に妊婦体験ジャケットを着て，布団の上げ下ろしなどを体験しています。

＊各クラスともパワーポイントを準備し，初めに小グループで自己紹介（受付で予定日，名前を書いた名札をつける）を行います。
＊クラス開催時は，保育士が子どもを保育しています（予約制，平成27年度に導入）。
＊経産婦で1人目を他院で分娩した妊婦や初産婦の参加率を上げ，安心して受講できる体制づくりをしています。

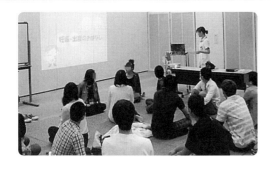

【施設概要】
所在地：大阪府吹田市
総病床数：500床
産科病棟：4A病棟 地域周産期母子センター
産科病床数：50床
分娩件数：879件前後/年

ローリスクからハイリスク妊産褥婦の搬送受け入れを24時間体制で支援
母乳推進・育児の習得に力を入れています

地方独立行政法人 りんくう総合医療センター

●分娩準備教育
母親教室（4回実施）

●運営方法の一例
　第1回：医師による講義

　第2回：歯科医，母乳関係

　第3回：小児科医，分娩準備

　第4回：分娩編

＊経産婦や社会的リスクが多い方の参加を積極的に促しています。
＊外国人の方には通訳が同伴し，分娩編の個別指導を行っています。

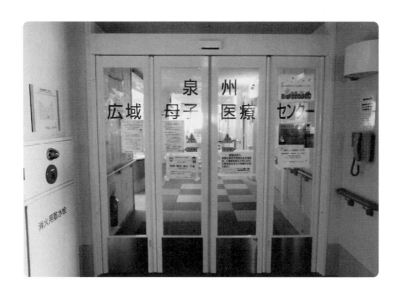

【施設概要】
所在地：大阪府泉佐野市
総病床数：388床
産科病棟：6階山側病棟；泉州広域母子医療センター
産科病床数：産科センター 36床，NICU 6床，GCU 9床
分娩件数：約900件/年

妊産婦が主体性を持ってマタニティライフを過ごし，
分娩を迎えられる教室を目指して

独立行政法人労働者健康福祉機構
大阪労災病院

●分娩準備教育
両親教室（4回実施）

●運営方法の一例
- 前期：講義が主ですが，グループに分かれて自己紹介を行い，仲間づくりや情報交換の場になるよう工夫をしています。
- 後期：マタニティ体操やグループワークなどを行います。気持ちの共有や情報交換ができるよう仲間づくりの場としても工夫しています。

＊1回のクラスは2～3時間程度です。講義だけでなく，グループワーク，体操などの実技を加え，楽しみながら学べる時間配分を行っています。

＊後期の講義ではマットを使用し，疲れないように体勢を変える工夫もしています。

＊より良い分娩準備教育となるように参加者の反応を常に評価し，教育目的・目標の統一と内容の見直し，教育スキルの向上に努めています。

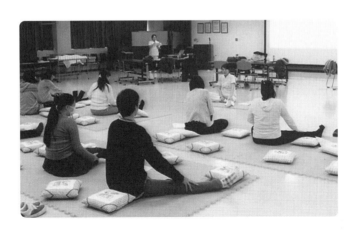

【施設概要】
所在地：大阪府堺市
総病床数：678床
産科病棟：西2階病棟，産科と婦人科の混合病棟
産婦人科病床数：34床
分娩件数：約364件/年

プレママとプレパパが共に語るクラス
独立行政法人地域医療機能推進機構(JCHO)
大阪病院

●分娩準備教育
マタニティクラス(3回実施)

●運営方法の一例

- 1回目(一部参加型)

  〈対象〉妊娠18週前後の妊婦

  〈内容〉アイスブレーク(他己紹介)／マイナートラブル(グループワーク)／胎児の成長(胎児モデルを用いた講義)／切迫早産,PIHなど(講義)／母乳育児のイメージ(グループワーク)／母乳栄養の利点,乳房ケア(講義)

- 2回目(講義型)

  〈対象〉妊娠28週前後の妊婦

  〈内容〉妊娠分娩時の合併症,医療介入(産科医師より講義)／分娩の流れ(DVD鑑賞)入院時や育児における必要物品などの説明(講義)／スライドを用いた病棟案内

- 3回目(一部参加型)

  〈対象〉妊娠32週前後の妊婦

  〈内容〉分娩の流れ,入院のタイミング,分娩までの食事・休息・体勢などの過ごし方(講義)／立ち会い分娩時の家族の役割(グループワーク)／バースプランの考え方,母児同室・母乳育児の利点,方法,乳房ケアの方法(講義)／抱っこ,授乳,姿勢(新生児人形を用いた体験)

*グループワークの人数は4～8人程度とし,1回目と3回目は夫に妊婦体験を行ってもらいます。

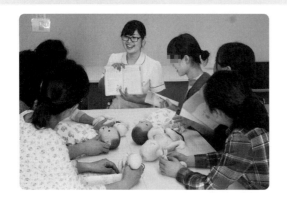

【施設概要】
所在地:大阪府大阪市
総病床数:565床
産科病棟:8階東病棟
産科病床数:20床,NICU 9床
分娩件数:約600件/年

最新の情報・妊婦が興味のある話題を取り入れたペアレンツクラス
泉大津市立病院

●分娩準備教育
ペアレンツクラス（2回実施）

初産婦の参加が多く，立ち会い分娩希望者には夫も受講し，ハイリスク妊婦には積極的に受講を促しています。

●運営方法の一例
- 1回目

  〈対象〉妊娠16週以降の妊婦

  〈内容〉妊娠中の栄養（管理栄養士），妊娠中の保健（産婦人科医師），妊婦体操・乳房の手入れ（助産師）

- 2回目

  〈対象〉妊娠28週以降の妊婦

  〈内容〉小児科医の話（新生児内科医），呼吸法，分娩経過と過ごし方，入院の仕方とタイミング，入院中のスケジュール（助産師）

＊ペアレンツクラスと外来指導に使える冊子を作成し，妊婦全員に配布しています。

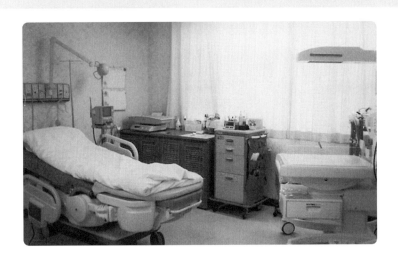

【施設概要】
所在地：大阪府泉大津市
総病床数：230床
産科病棟：4階病棟，女性の混合病棟
産科病床数：39床　分娩件数：738件/年

「助産師が健診してこそ，妊婦の健康が守れる」
母子保健外来，プレママセミナーで「助産師の力」を発揮

公立学校共済組合 近畿中央病院

●分娩準備教育
プレママセミナー（3回実施）

●運営方法の一例

- たまごの会
  〈対象〉妊娠16～28週までの妊婦
  〈内容〉プレママビクスを体験します。

- おっぱいと赤ちゃんの会
  〈対象〉妊娠28週以降の妊婦
  〈内容〉母乳の利点，授乳方法や赤ちゃんのお世話について講義を中心に行います。

- お産の会
  〈対象〉妊娠32週以降の妊婦
  〈内容〉分娩経過の進行について，カードを用いたグループごとのディスカッションを行います。

＊講義形式だけでなく参加型でグループワークを取り入れています。
＊赤ちゃん，子どもとかかわる経験の少ない女性が多いため，妊娠・出産・子育てがイメージできるような内容としています。
＊参加者同士のコミュニケーションと仲間づくりに力を入れており，毎月第2・3・4水曜日にプレママビクス，第2木曜日には当院で出産した2～3カ月の母と子対象にベビーマッサージを開催しています。

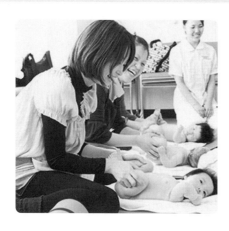

【施設概要】
所在地：兵庫県伊丹市
総病床数：445床
産科病棟：4階東病棟，女性の混合病棟
産婦人科病床数：21床
分娩件数：365件/年

自然なお産と順調な子育てへの第一歩を応援します

亀田マタニティ・レディースクリニック

●分娩準備教育
マタニティクラス（3回）

●運営方法の一例
- 前期：20週ごろまでに（院長，助産師）
- 中期：25～30週までに（栄養士，助産師）
- 後期：36週ごろまでに（院長，助産師）

＊後期では，分娩へのモチベーションを高め，産後の生活がイメージできるように入院中のお母様と赤ちゃんに登場してもらっています。

＊お産に向けての体力づくりについては，マタニティクラスでの説明にとどまらず，当院が実施しているマタニティビクスやマタニティヨガの参加につなげ，妊婦同士の交流を促しています。

＊マタニティクラスだけでなく，産後の交流の場として，毎週かめっこクラブを開催しています。ママたちの交流の場を作ることが大切だと考えています。

＊外国人（インド，中国，ヨーロッパ）の参加者も多く，テキストを英訳して対応しています。

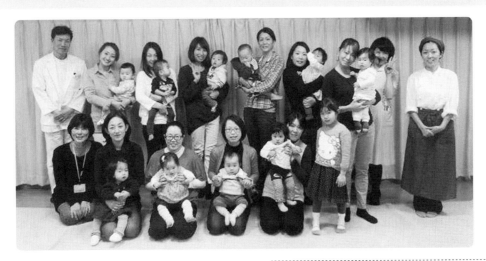

【施設概要】
所在地：兵庫県神戸市
産科病棟：産科のみの診療所，病床数9床
分娩件数：380件/年

両親学級Q&A 助産師からの相談

若手助産師からの相談

参加者に質問した時の回答までの間が苦手です。積極的に発言してもらうにはどうすればよいでしょうか。

　若手助産師の多い産科病棟で働くAさん。助産師になって1年半が過ぎたころから両親学級を任されています。勉強熱心なAさんは，先輩助産師が作成したパワーポイントと自分で作成した資料を使って，正確な知識を伝えようと頑張っているのですが…。

　両親学級の運営で一番困っていることは，参加者への質問の仕方です。私の質問の仕方が悪いのか，参加者がなかなか回答してくれません。回答を待つ，その間が苦手で，我慢できずに「〇〇ですかね」と回答を言ってしまいます。すると，「あ〜そうです」という素っ気ない発言しか得られず，その先の話も広がりません。
　結局，私が一方的に話す講義型になってしまうのですが，参加者に積極的に発言してもらう方法はあるのでしょうか。

Answer

　「間は参加者全員で考える時間である」ととらえれば，怖がる必要はありません。参加者全員を巻き込んで，一緒にその問題を考えられるように促しましょう。

　両親学級の参加者は，メモを取りながら熱心に聞かれていましたね。あなたが伝えたかったことは十分に伝わったのではありませんか。参加者に発言を促す目

的は，両親学級に参加している妊婦なら誰でも起こる（起こり得る）共通の問題や健康課題に気づくこと。そして，まさにそのような問題を抱えている参加者に共感し，自分なりの解決方法を見つけてもらうことですよね。あなたの質問に回答した参加者だけではなく，他の参加者も「私もそうだわ」「そんなことがこれから起こるのね」「そうすればいいのね」と共感や共有できればよいわけですから，質問の回答を待っている時間は参加者全員が考えるために必要な間だと言えます。その空気感を怖がらず，落ち着いて会場全体を見渡してみてください。夫婦で顔を見合わせていたなら，2人で話し合うことを促し，他の参加者と目が合ったら，その参加者のそばに行って再度「どうでしょうか」と尋ねてみます。最初に質問した参加者が考え込んで無言になってしまうと気まずく感じるかもしれませんので，参加者全員を巻き込んで共感・共有できるようにすることがポイントです。

　ただし，参加者全員で共感・共有できないような質問は，参加型学級ではふさわしくありませんね。特殊な内容は，回答者の個別な問題になってしまいます。助産師とその回答者のやり取りが続くと，他の参加者にとっては退屈な時間となり，「参加できない型両親学級」になってしまいます。発言してもらう方法を工夫することも大切ですが，参加者の多くが共感・共有できる内容を質問しているかどうかをもう一度見直してみてください。

　講義型であっても，参加者が熱心に聞いてくれるのであれば，広義の参加型と言えます。一方で，合併症や異常経過などの妊婦自身の生活改善だけでは解決できない特殊な問題は，個別対応が必要ですので，無理に発言してもらう必要はないでしょう。昼夜逆転などの日常生活の乱れを改善できないなどの問題は，助産師の発問や他の参加者の回答や発言から自分自身を見つめる機会が得られ，生活改善が期待できる可能性もあります。

（福山智子）

> **中堅助産師からの相談**
>
> 伝えたい内容が多すぎて，限られた時間で参加者の発言を引き出す余裕がありません。講義型では良い運営とは言えないのでしょうか。

女性混合病棟で働くBさんは7年のキャリアを持つ中堅助産師です。助産業務だけではなく，病棟の多忙な看護業務も切り盛りしながら両親学級の2時間だけ病棟を離れます。自分で作成したパワーポイントを使い，豊富な助産師経験談を交えながらの話はとても面白く，随所に笑いもあります。

> 時間に余裕がなくて，2時間の時間枠のうち1時間は一方的に話をして，次の15分は病院で作成したお産の流れのDVDを流しながら説明して，その後の30分で陣痛時の産痛緩和について教え，残りの15分で質問に答えます。
>
> 本当は，参加者とゆっくり楽しくワイワイやりたいのですが，そうすると予定の2時間を超えてしまいます。質疑応答の時間も，質問が多すぎて15分では足りません。いつも2時間を超えてしまうので，病棟に戻れず周りの人たちに迷惑をかけてしまいます。
>
> 参加者にはもっともっと伝えたいことがあるのですが，伝えきれないのが現状です。参加型はとても無理ですが，講義型では良い運営とは言えないのでしょうか。

Answer

プログラムの最後にある質疑応答の時間を途中に挟むように変えると，参加者で話し合う「参加型」にできます。

あなたが運営する両親学級は講義型ですが，過去にあなたが出会った妊婦や産婦の成功事例や困難事例を紹介しながら，時にお笑いの要素も投入して，参加者が飽きないように大変工夫されています。時間的制約の中で，伝えなければなら

ないことが多い時は，決して悪い運営方法ではないと思います。

　しかし，「自由に退出できますよ」「飲食も自由ですよ」と十分に説明していても，妊婦が2時間も講義に集中するのは疲労度が高いと考えられます。開始から1時間ほど経過したら，よく質問されることをお茶を飲みながらグループで話し合う時間を15分ぐらい設けてはいかがでしょうか。最後の質疑応答の時間をプログラムの真ん中に持ってくるという発想です。もちろん，プログラム全体の構成を見直す必要はあると思いますが，質問事項を共有して，応用してもらえるような話し合いの時間を設けるのです。話し合いの中で個別に質問が出た時は，あなたが回答すればよいと思います。

　従来の方法も十分に楽しく，効果があると思いますが，発想と構成を少しだけ変えることで，これまでと違った効果が期待できるでしょう。運営方法が気になると思った時が変化の時なのかもしれませんね。

（福山智子）

ベテラン助産師からの相談

参加者全員が前向きで意識の高い父親ばかりではない時は，どのようにかかわればよいのでしょうか。

　ベテラン助産師Cさんは，新人助産師の指導担当でいつもいろいろな悩みの相談を受けています。しかし，Cさん自身も両親学級で悩むことをなかなか相談することができずにいます。

> 　もともと家事や育児に協力的でない夫の意識を少しでも変えたいと，ある妊婦から相談を受けていました。
> 　「夫が協力的ではなく，買い物も一緒に行ってくれないので，いつも重い荷物を持っています。赤ちゃんの準備もそろえなくてはいけないのに，何も手伝ってくれません。赤ちゃんが生まれたら一緒に遊びたいとは言っていますが，赤ちゃんを待ち望んでいるようには見えないのです」と，その妊婦は話していました。

> そこで,「両親学級にご主人も一緒に連れてきてください。他の人と交流をもてばご主人も変わるかもしれませんよ」と話しました。彼女は,嫌がる夫を無理矢理連れて両親学級に参加しました。しかし,夫はまるで乗り気ではなく,スマートフォン片手に知らん顔で座っているだけです。会場は,協力的で意識の高い父親ばかりだったので,彼女はとうとう泣き出してしまい,講義はおかしな雰囲気になってしまいました。
> このような時,どのような対応をすればよいのでしょうか。

Answer

子どもへの関心が乏しい父親でも,日々の生活の中で親子の絆をより強いものへと変化させていきます。焦る必要はありません。

親になることは,父母共に人生の最大イベントと言われますが,母親と父親では親になるという意識に大きな違いがあります。それは,母親は妊娠と共に月経が停止し,多くの妊婦はつわりを経験し,胎児の発育と共に胎動を感じ,おなかが大きくなり,ボディイメージが変化することに伴って子どもを身近に感じ,子どもの成長を実感できます。しかし,父親は自身に身体的な変化がないため,子どもに対する思いは客観的・理性的であるとも言われています。この父性意識には,個人の持つ性格が影響し,自身が親となる前から「子どもが好きであるか」「子どもと接したいと思っているか」などが父性意識に影響します。そして,父子研究の多くは父親の役割の重要性を指摘しています。

しかし,子どもへの関心が乏しい父親であっても,互いに時間をかけ,日々の生活の中で育まれていく関係が親子の絆をより強いものへと変化させていきます。焦らず,ゆっくりとかかわってください。まさに,子も親も共に育っていくのです。

(赤井由紀子)

以上,両親学級に関して助産師が実際に悩んでいることをQ&A方式で紹介しました。このような悩みは個人的な問題ではなく,誰にでもどんなにキャリアを積んでも見られる問題だと考えますので,この機会に職場でも悩みを共有し,大いにディスカッションされることを期待します。
注:質問は実際のものですが,質問者が特定できないように加筆修正しています。

参考文献
1) 村瀬聡美,我部山キヨ子編:基礎助産学[4]母子の心理・社会学,P.130〜132,医学書院,2012.

おわりに

　大阪大学が全国に先駆け，学校教育の中で助産師教育に着手したのは1873（明治6）年でした。以来，幾多の助産師を輩出してきた大阪大学の同窓生で構成される大阪大学助産師同窓会の研修委員会の委員が，このたび『参加型両親学級 そのまま使えるツール集』を作成しました。委員は，それぞれが豊富な臨床経験を持ち，現在は将来の看護師，助産師を育てる教育に従事しています。今回作成したツール集は，研究活動や助産師・看護師学生を臨床現場で指導しつつ，今の臨床現場を俯瞰した上で，エビデンスに基づいた資料作成にこだわりました。資料を用いた参加型両親学級の講義の進め方も冊子にまとめました。ただ，参加型の両親学級ですから，このツール集を手にとってくださった助産師さんが，妊婦さんやそのご家族に応じて，ご自身で自由自在にお使いいただければ結構です。対象者が主役の参加型両親学級です。助産師として入念な準備をしつつ，参加者の思いや反応，主体性を尊重しながら，親と子のスタートをより良く支援するために必要なものを臨機応変に提供できるツール集としてお使いください。スライド1枚1枚をいろいろな場面でお役立ていただければ幸いです。このツールを用いて，参加者も主催者も活気ある学級運営ができることを祈念しています。

　最後になりましたが，本書の企画・立案から資料作成において多大なご尽力を賜りました日総研出版の熊本慎也さんにお礼申し上げます。迅速かつ誠意ある対応で支援し続けていただきました。本当にありがとうございました。また，本書作成に当たり，参加型両親学級を先駆的に実践されている病院の皆様のご助言，ご指導に心から感謝申し上げます。

2016年5月

大阪大学助産師同窓会
副会長・研修委員長　髙橋弘枝

執筆者一覧

【編著】

平山三千代（ひらやまみちよ）
大阪大学助産師同窓会　会長
前・大阪大学医学部附属病院　副院長兼看護部長
久米田看護専門学校　副学校長

高橋弘枝（たかはしひろえ）
大阪大学助産師同窓会　副会長・研修委員長
前・独立行政法人地域医療機能推進機構
本部企画経営部医療副部長（看護担当）

【執筆】（五十音順）

大阪大学助産師同窓会

赤井由紀子（あかいゆきこ）
摂南大学　看護学部　教授

岡田公江（おかだきみえ）
兵庫医療大学　看護学部看護学科
准教授

木内佳織（きのうちかおり）
大阪大学大学院
医学系研究科保健学専攻　助教

但馬まり子（たじままりこ）
摂南大学　看護学部　講師

名草みどり（なくさみどり）
摂南大学　看護学部　講師

西村明子（にしむらあきこ）
兵庫医療大学　看護学部看護学科
教授

福山智子（ふくやまともこ）
摂南大学　看護学部　講師

山本紀子（やまもとのりこ）
公立学校共済組合近畿中央病院
看護師長

CDブック 参加型両親学級 そのまま使えるツール集

2016年5月23日 発行　第1版第1刷

編著：平山三千代Ⓒ　髙橋弘枝
（ひらやまみちよ）（たかはしひろえ）

企　画：日総研グループ
代　表　岸田良平
発行所　日総研出版

| 本部 | 〒451-0051 名古屋市西区則武新町3-7-15（日総研ビル）　☎ (052)569-5628　FAX (052)561-1218 |

日総研お客様センター　電話 0120-057671　FAX 0120-052690　名古屋市中村区則武本通1-38 日総研グループ縁ビル 〒453-0017

札幌	☎ (011)272-1821　FAX (011)272-1822 〒060-0001 札幌市中央区北1条西3-2（井門札幌ビル）
仙台	☎ (022)261-7660　FAX (022)261-7661 〒984-0816 仙台市若林区河原町1-5-15-1502
東京	☎ (03)5281-3721　FAX (03)5281-3675 〒101-0062 東京都千代田区神田駿河台2-1-47（廣瀬お茶の水ビル）
名古屋	☎ (052)569-5628　FAX (052)561-1218 〒451-0051 名古屋市西区則武新町3-7-15（日総研ビル）
大阪	☎ (06)6262-3215　FAX (06)6262-3218 〒541-8580 大阪市中央区安土町3-3-9（田村駒ビル）
広島	☎ (082)227-5668　FAX (082)227-1691 〒730-0013 広島市中区八丁堀1-23-215
福岡	☎ (092)414-9311　FAX (092)414-9313 〒812-0011 福岡市博多区博多駅前2-20-15（第7岡部ビル）
編集	☎ (052)569-5665　FAX (052)569-5686 〒451-0051 名古屋市西区則武新町3-7-15（日総研ビル）
流通	☎ (052)443-7368　FAX (052)443-7621 〒490-1112 愛知県あま市上萱津大門100

この本に関するご意見は，ホームページまたは
Eメールでお寄せください。E-mail cs@nissoken.com

・乱丁・落丁はお取り替えいたします。本書の無断複写複製（コピー）やデータベース化は著作権・出版権の侵害となります。
・この本に関する訂正等はホームページをご覧ください。www.nissoken.com/sgh

研修会・出版の最新情報は
www.nissoken.com

スマホ・PCから　日総研　　で検索！

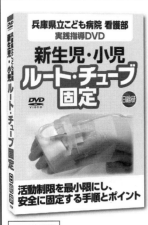

①目的 ②適応
③観察 ④異常時対応
4つのポイントを
押さえた実践を！

活動制限を最小限にし、安全に固定する手順と加減が見てわかる

兵庫県立こども病院 看護部 制作

主な内容
- 静脈内留置カテーテル
- 中心静脈カテーテル
- 経皮的中心静脈カテーテル
- 動脈内留置カテーテル　ほか

DVD 約48分
定価 4,000円＋税
(商品番号 601759)

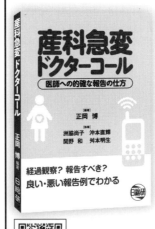

妊娠・分娩・産褥期の
各種症状・アセスメント項目が
事例でわかる！

医師への簡潔・的確な報告・タイミングと伝え方！

[編著] 正岡 博
正岡病院 理事長

主な内容
- 妊娠初期 出血／腹痛／嘔吐 ほか
- 妊娠中期・後期 出血／腰痛 ほか
- 分娩期 遷延分娩／微弱陣痛 ほか
- 産褥期 出血／下腹部痛 ほか

A5判 152頁
定価 2,778円＋税
(商品番号 601757)

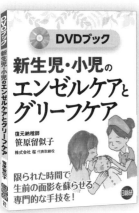

震災でたくさんの子どもを
見送った復元納棺師が

遺族の負担を和らげる手技を動画解説！

復元納棺師 笹原留似子
株式会社 桜 代表取締役

主な内容
- 看護師・助産師がエンゼルケア・グリーフケアを行う意義
- 家族のショックを和らげるエンゼルケアの基本手技
- 点滴痕・気管切開部位・壊死部位などへの対応
- あざや死斑を隠す軽度復元法
- 生前の姿に近づける血色付け ほか

B5判 112頁
＋DVD 約45分
定価 4,445円＋税
(商品番号 601741)

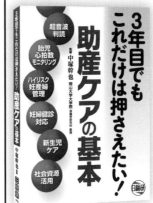

いま注目の「不妊・不育症」
「出生前診断」の基本知識も！

現場ノウハウに基づくわかりやすい解説！スタッフ指導にも使える実務書！

[監修・執筆] 中塚幹也
岡山大学大学院
保健学研究科 教授

主な内容
- 助産師に必要なアセスメント力
- 妊婦健診で役立つ知識
- ハイリスク妊産婦の管理とケア ほか

B5判 280頁
定価 3,200円＋税
(商品番号 601722)

乳房ケアの基礎から
母乳哺育、メンタルケアまで

妊産婦の疑問・悩みに答え、安心のケアを実践！

立岡弓子
滋賀医科大学 医学部 看護学科
母性看護学・助産学分野 教授

主な内容
- 産褥期乳房ケアの助産師の考え方
- 乳房ケアとエビデンスの必要性
- 乳房の理解
- 乳汁産生・乳汁分泌の理解
- 女性の健康問題と母乳栄養
- 母乳哺育の開始と看護 ほか

B5判 2色刷
一部カラー 192頁
定価 3,619円＋税
(商品番号 601646)

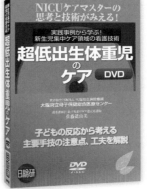

NICUケアマスターの
思考と技術がみえる！

実践事例から学ぶ！新生児集中ケア領域の看護技術

地方独立行政法人大阪府立病院機構
大阪府立母子保健総合医療センター
副看護師長
新生児集中ケア認定看護師

佐藤眞由美

収録内容
- ポジショニング
- 経鼻的持続陽圧呼吸中
- 体位変換／用手換気
- 吸引／口腔内母乳塗布
- 気管挿管チューブの張り替え
- おむつ交換／体重測定 ほか

DVD 約100分
定価 12,000円＋税
(商品番号 600918)

日総研　詳しくはスマホ・PCから　商品番号　日総研 600918　で検索！

電話 0120-054977
FAX 0120-052690（無料）